LA
MÉDECINE GÉNÉRALE
AVEC LES PLANTES

PAR

le Professeur PEYRONNET

DIRECTEUR DE L'ŒUVRE HUMANITAIRE FONDÉE EN 1882

MÉDAILLÉ PAR LE GOUVERNEMENT

MEMBRE DE PLUSIEURS SOCIÉTÉS SAVANTES ET PHILANTHROPIQUES

26ME ÉDITION

Prix : **1 fr.** — Franco par la poste : **1 fr. 25**

POUR TOUS LES RENSEIGNEMENTS

S'ADRESSER A L. PEYRONNET

32, RUE CRÉMIEUX, A PARIS

(Entre la gare de Lyon et la place de la Bastille)

1905

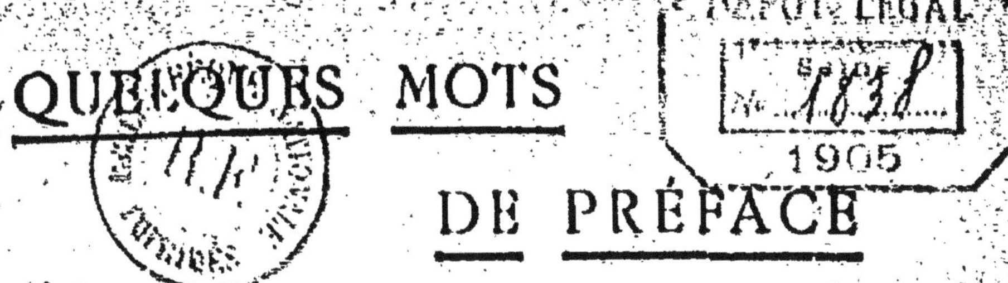

QUELQUES MOTS
DE PRÉFACE

Celui qui lira ce petit livre d'un bout à l'autre le conservera précieusement, et, s'il met ses conseils en pratique, il reconnaîtra qu'il possède un vrai trésor.

1re partie : Les principales plantes et les champignons bons et mauvais en couleur naturelle.

2me partie : L'art de conserver sa santé par l'hygiène bien comprise ; vivre vieux et vivre heureux.

3me partie : Les cent plantes qui guérissent et celles qui tuent ; manière de les reconnaître, de les préparer et de les employer pour tous les maux.

4me partie : Les maladies principales traitées avec les plantes, sans frais, guérison assurée en peu de jours. Plus de drogues.

5me partie : Les plantes pour la guérison des animaux.

6me partie : Maladies et remèdes des animaux.

7me partie : Recettes d'utilité journalière.

Notre devise a été : *Être utile à nos semblables.*

Professeur L. PEYRONNET.

Paris, 25 Janvier 1901.

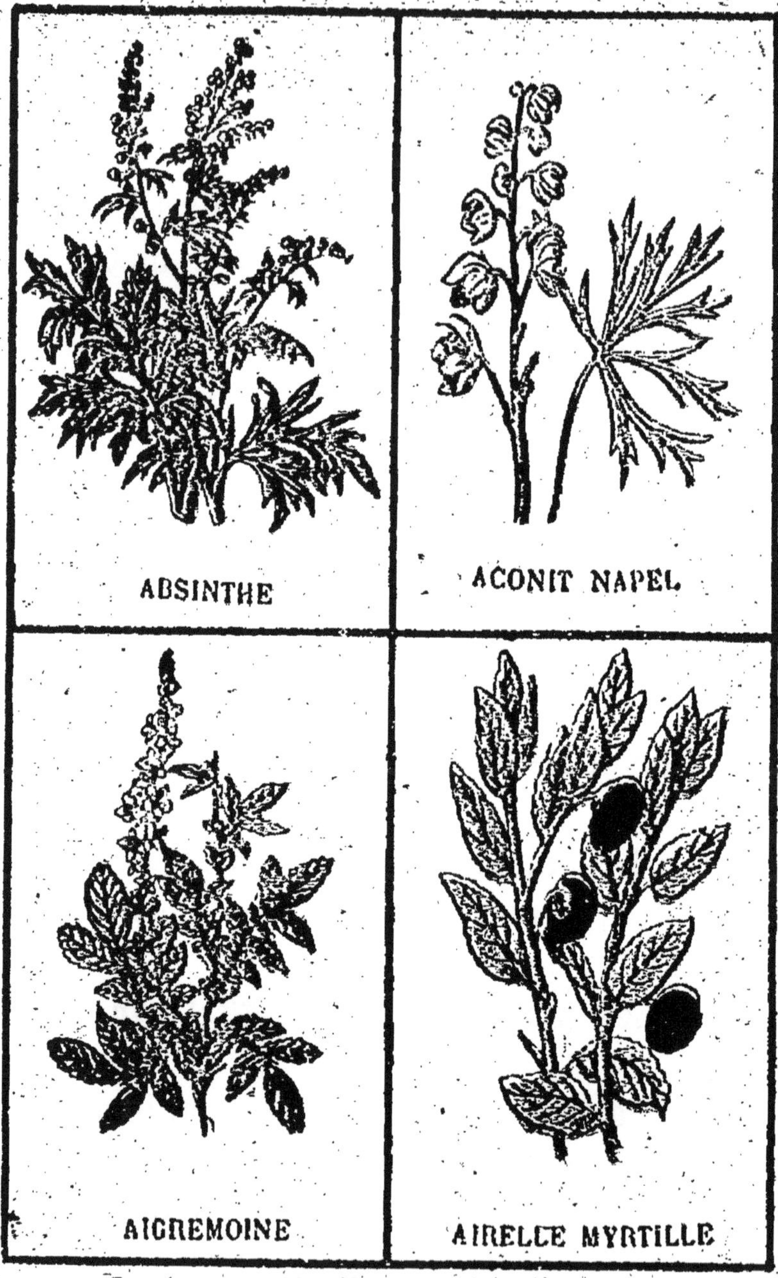

Ces gravures ont été déposées conformément à la Loi
et sont la propriété exclusive de leur Auteur : Professeur L. PEYRONNET
32, rue Crémieux, à PARIS. — Tous droits réservés.

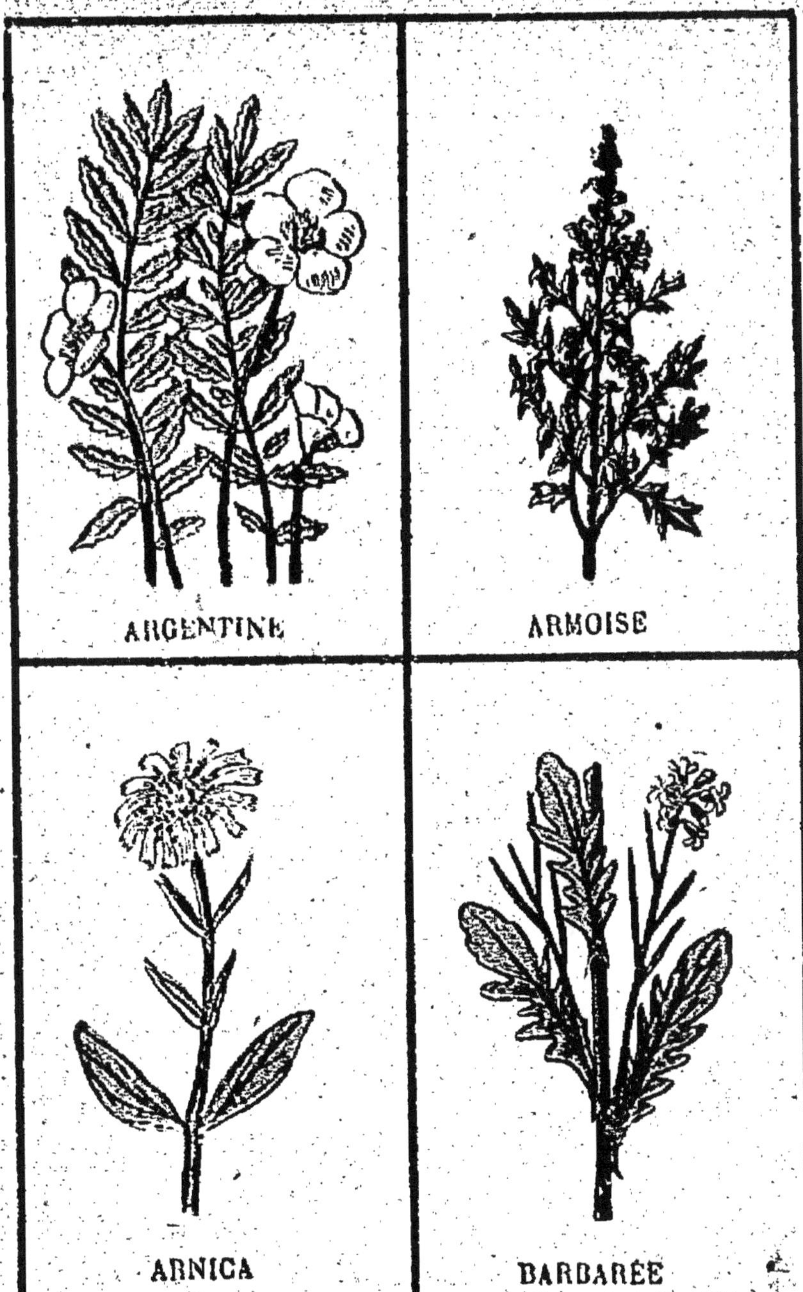

ARGENTINE
ARMOISE
ARNICA
BARBARÉE

POUR VIVRE LONGTEMPS

La constipation et l'inflammation du sang sont les causes principales de l'usure prématurée de nos organes et, par suite, de la mort en bas âge.

Guérir la constipation, rafraîchir le sang, rien de plus facile ; mais ce n'est pas aux drogues qu'il faut avoir recours, c'est à un produit naturel qui est pour le corps humain ce que la goutte d'huile est pour la machine mécanique.

Nos ancêtres appelaient ces graines : *Le Secret de Longue-Vie* ou *Les graines de Longue-Vie.*

Comme la plante qui les produit est fort rare et exige une culture spéciale, on avait cherché à les remplacer par les graines de lin, les tisanes de pariétaire, d'orge, de mauve, etc.

Mais il faut avouer que seules les Graines de Longue-Vie guérissent radicalement, en peu de jours, la constipation la plus opiniâtre et rafraîchissent le sang de manière à le purifier et à le transformer en moins d'un mois.

Comme pour les graines de lin, on en prend une cuill'erée à bouche dans un verre d'eau fraîche le soir avant de se coucher et le matin au saut du lit.

Étant très petites, on les avale très facilement avec l'eau après les avoir remuées un moment. Les enfants en sont gourmands à cause de leur goût de noisette rôtie.

PRIX DE LA BOITE POUR 10 JOURS

dans nos bureaux **2 fr. 50** par la poste **2 fr. 75** en mandat ou bon à

L. PEYRONNET

32, 33 et 21, rue Crémieux, à PARIS

(en face la Gare de Lyon)

AVIS TRÈS IMPORTANT. — Tous nos produits étant d'une efficacité absolument certaine, de nombreuses imitations et contrefaçons existent déjà. Nous prions donc les personnes soucieuses de leur santé, de bien vérifier notre marque avant d'acheter, car les produits de nos imitateurs et contrefacteurs sont toujours nuls comme efficacité et même souvent dangereux.

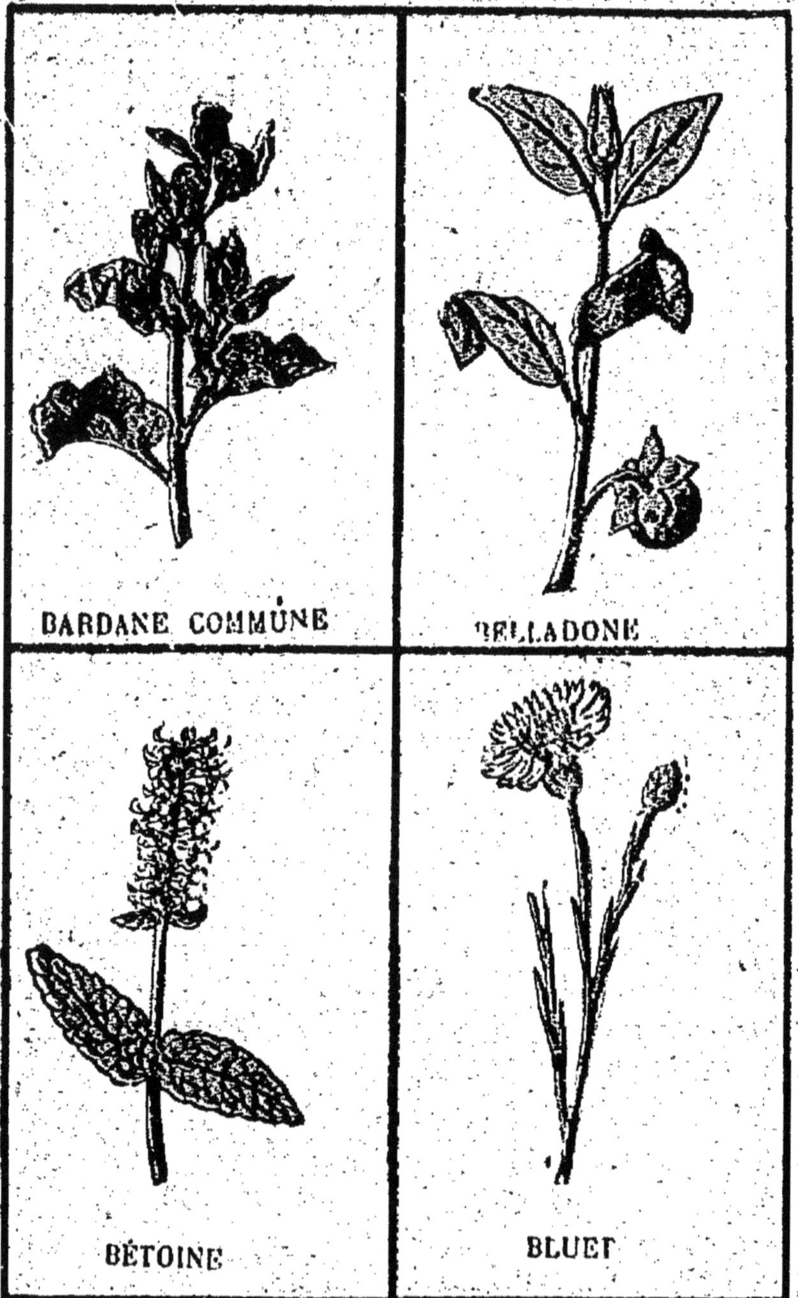

G. SAUTAI. Grav. Imp.-LILLE

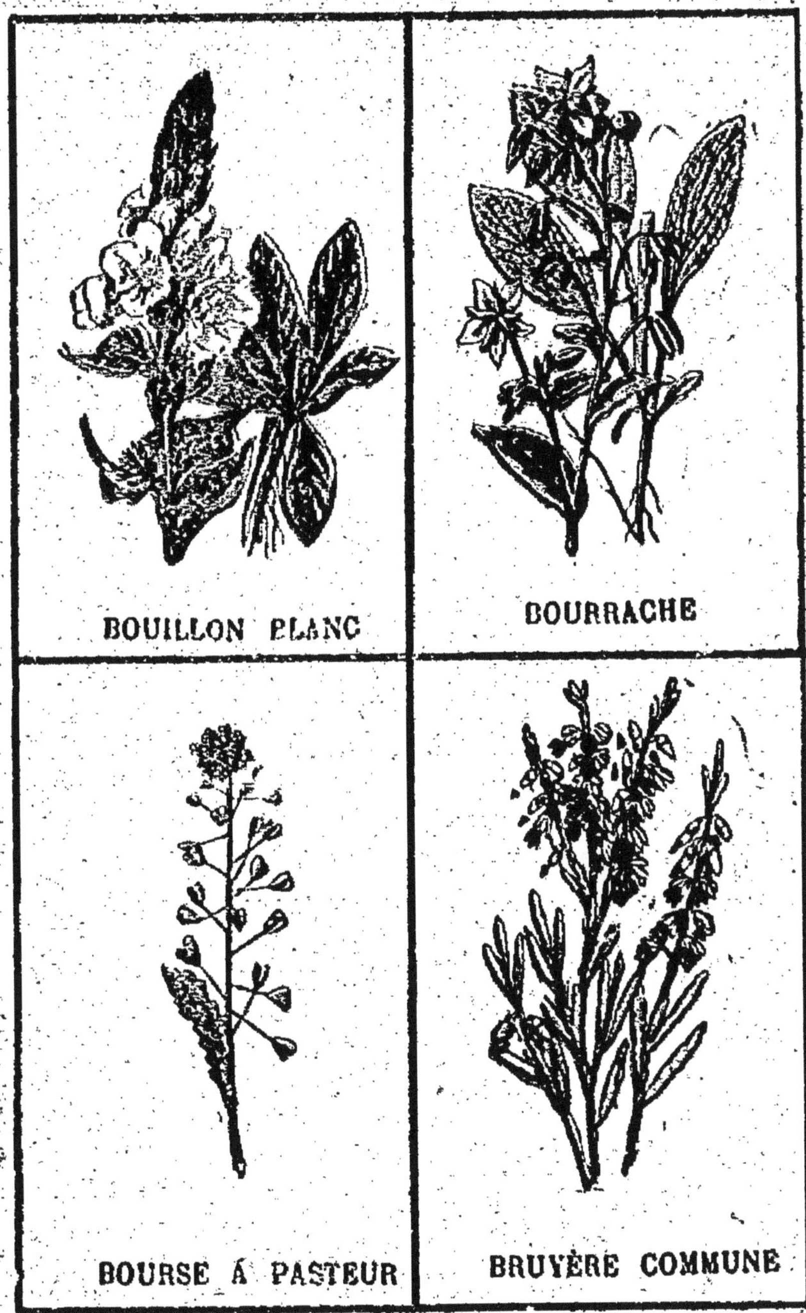

BOUILLON BLANC
BOURRACHE
BOURSE A PASTEUR
BRUYÈRE COMMUNE

POUDRE NASINE'

PLUS DE DOULEURS

Graisse Miraculeuse

Tel est le nom qu'un grand savant de l'Institut donne à la **GRAISSE DE MARMOTTE**.

Elle est de fait miraculeuse en ce sens qu'elle produit, pour ainsi dire, des miracles dans une infinité de cas désespérés.

Elle guérit radicalement toutes les douleurs, la goutte, les rhumatismes, les sciatiques, la paralysie, les névralgies, arthrite, lumbago, vieilles entorses, foulures, faiblesse des articulations, etc.

Depuis que le monde est monde, la graisse de marmotte jouit d'une réputation universelle, et dans tous les pays où l'on chasse cet animal, c'est uniquement pour sa graisse.

C'est surtout en Savoie et au Saint-Bernard qu'on la rencontre en quantité, et dans ce pays elle est regardée, à juste titre, comme le meilleur de tous les remèdes contre les douleurs de tous genres.

Celle que nous offrons à nos clients vient précisément de la Savoie et du Saint-Bernard : préparée avec tous les soins possibles, elle donne des résultats merveilleux.

MODE D'EMPLOI

On prend un morceau de flanelle dont on fait un tampon en forme de boule, on y applique une certaine quantité de Graisse de Marmotte, puis on frictionne vivement et fortement la partie souffrante, pendant 8 à 10 minutes. Enfin, on couvre bien la place frictionnée avec du coton ou de la flanelle que l'on fixe à l'aide d'une bande. Deux fois par jour.

SEUL DÉPOT POUR LA FRANCE

DE LA GRAISSE DE MARMOTTE DITE « MIRACULEUSE »

L. PEYRONNET

82, 33 et 21, rue Crémieux, à PARIS

TÉLÉPHONE 928-49

Prix du pot : 2 fr. 50 dans nos bureaux, 2 fr. 75 franco par la poste contre mandat ou timbres.

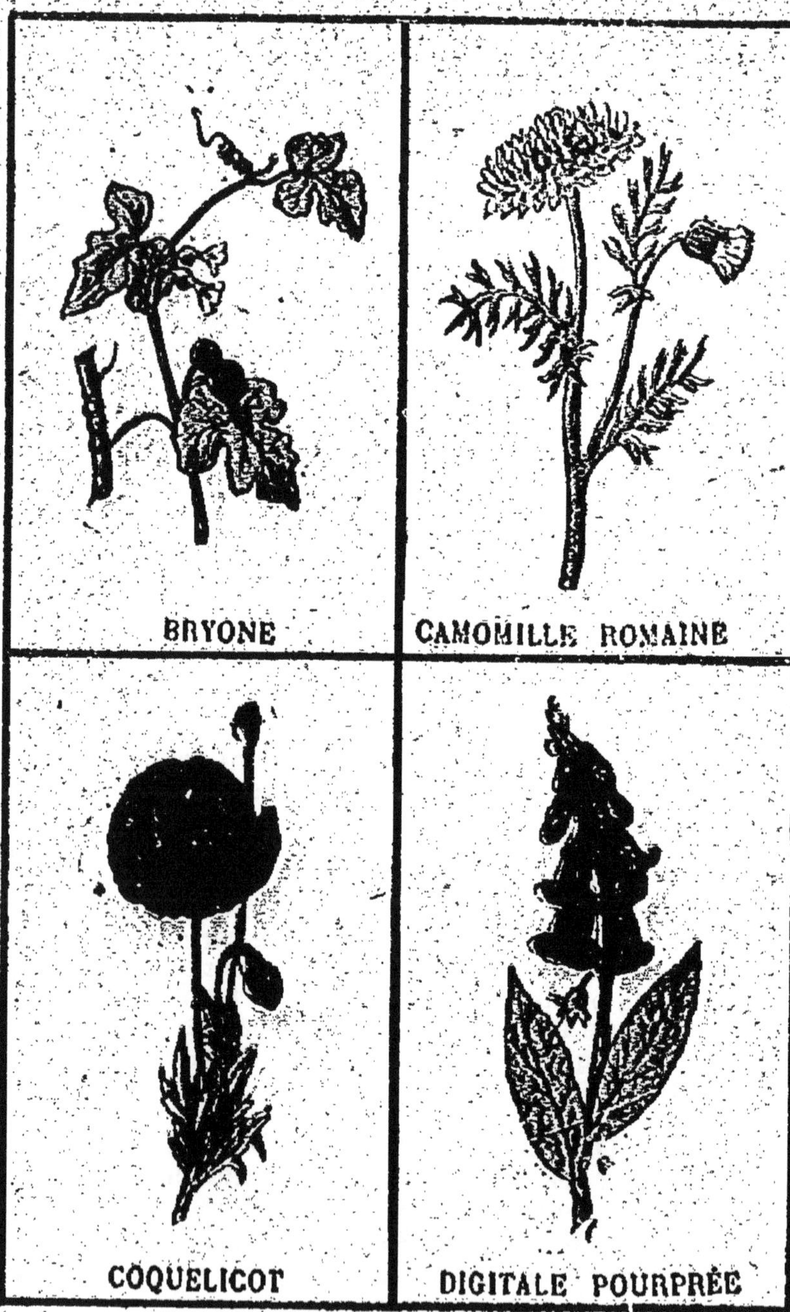

Ces gravures ont été déposées conformément à la Loi
et sont la propriété exclusive de leur Auteur : Professeur L. PEYRONNET
32, rue Crémieux, à PARIS. — Tous droits réservés.

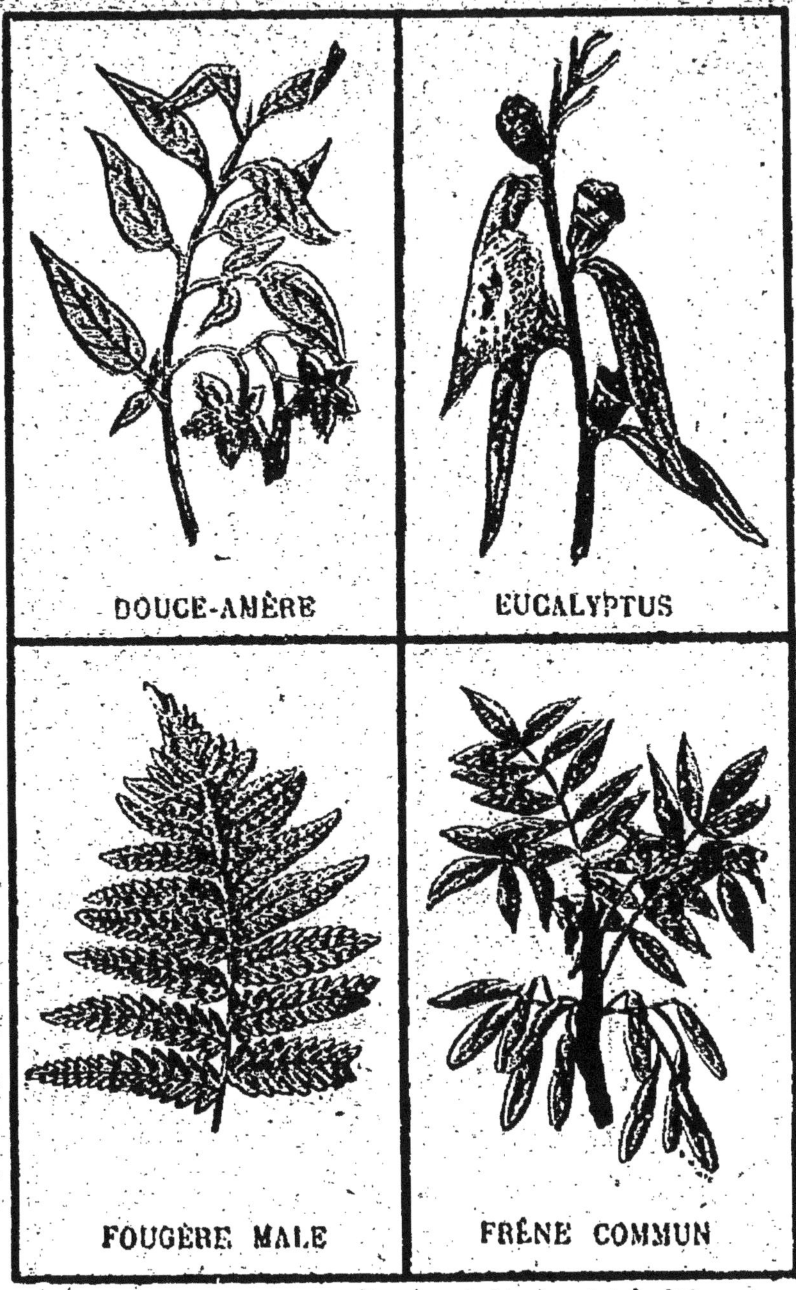

DOUCE-AMÈRE
EUCALYPTUS
FOUGÈRE MALE
FRÊNE COMMUN

GOUTEZ les BONBONS
des Chartreux
ET VOUS SEREZ ÉMERVEILLÉS

Bien supérieurs à toutes les préparations appelées : pastilles, gommes, pâtes, etc.

Les Bonbons des Chartreux sont les seuls qui procurent un calme instantané aux organes de la respiration.

Ils soulagent en quelques minutes la **Toux**, le **Rhume**, les **Maux de Gorge**.

En facilitant la respiration, ils procurent une amélioration sensible dans l'**Asthme**. Ils parfument la bouche du fumeur.

Mères de famille, donnez à vos enfants les **Bonbons des Chartreux**, c'est pour eux une précieuse gourmandise qu'ils mangent toujours avec plaisir.

Ces délicieux bonbons seront considérés, à juste titre, comme les plus efficaces dans toutes les affections de la poitrine.

Ne pas les confondre avec les préparations vendues par les charlatans qui, dans tous les journaux, font des annonces très alléchantes et ne soulagent que le porte-monnaie des malades.

Il n'existe en France qu'un seul dépôt de ces bonbons précieux ; s'y adresser directement pour ne pas être trompé.

Prix de la boîte : **1 fr.**, franco par la poste : **1 fr. 20.**

L. PEYRONNET
Rue Crémieux, 32, à PARIS

Seul Dépositaire de ce produit merveilleux, pour la France, la Suisse et la Belgique.

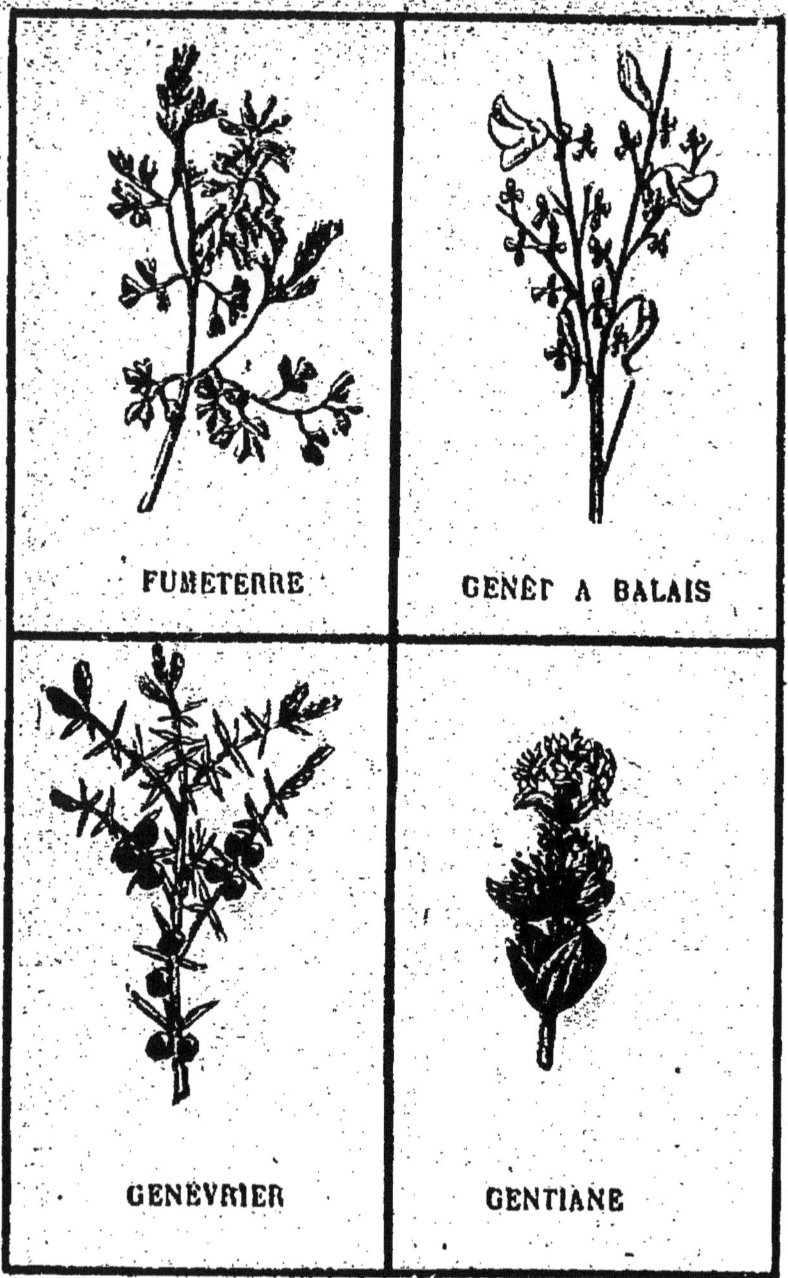
FUMETERRE
GENÉT A BALAIS
GENÈVRIER
GENTIANE

GLOBULAIRE

HOUBLON

LIERRE GRIMPANT

LIERRE TERRESTRE

G. SAUTAI. Grav. Imp.-LILLE.

MÉLANGE TONIQUE

du Professeur PEYRONNET

Stomachique puissant, calmant et nutritif

préparé par M. CHASSAGNETTE, pharmacien

Bien préférable et supérieur à toutes les préparations connues jusqu'à ce jour.

Le *Tonique Peyronnet* est le seul qui agisse presque instantanément sur le système en général. Tout en étant un calmant des nerfs, il agit admirablement sur les muscles et les fortifie. Il stimule et active la circulation et la nutrition interstitielle. Le plus puissant régulateur des fonctions utérines.

Toujours bien toléré, ce tonique ne détermine jamais ni gastralgie, ni diarrhée, ni constipation.

Son goût étant délicieux, il est pris sans difficulté par les malades les plus délicats, les femmes et les enfants.

Son emploi est tout indiqué dans la *Chlorose*, la *Leucorrhée (pertes blanches)*, l'*Aménorrhée (suppression des règles, menstruation difficile)*.

Enfin ce Mélange Tonique met à la disposition de tous un agent thérapeutique des plus énergiques contre l'*Anémie* et pour stimuler l'organisme et modifier les constitutions lymphatiques faibles ou débilitées.

Ecrire au Professeur PEYRONNET

32, Rue Crémieux, à PARIS

Prix de la boîte pour 2 litres : 2 fr. 50. — Franco la poste : 2 fr. 75

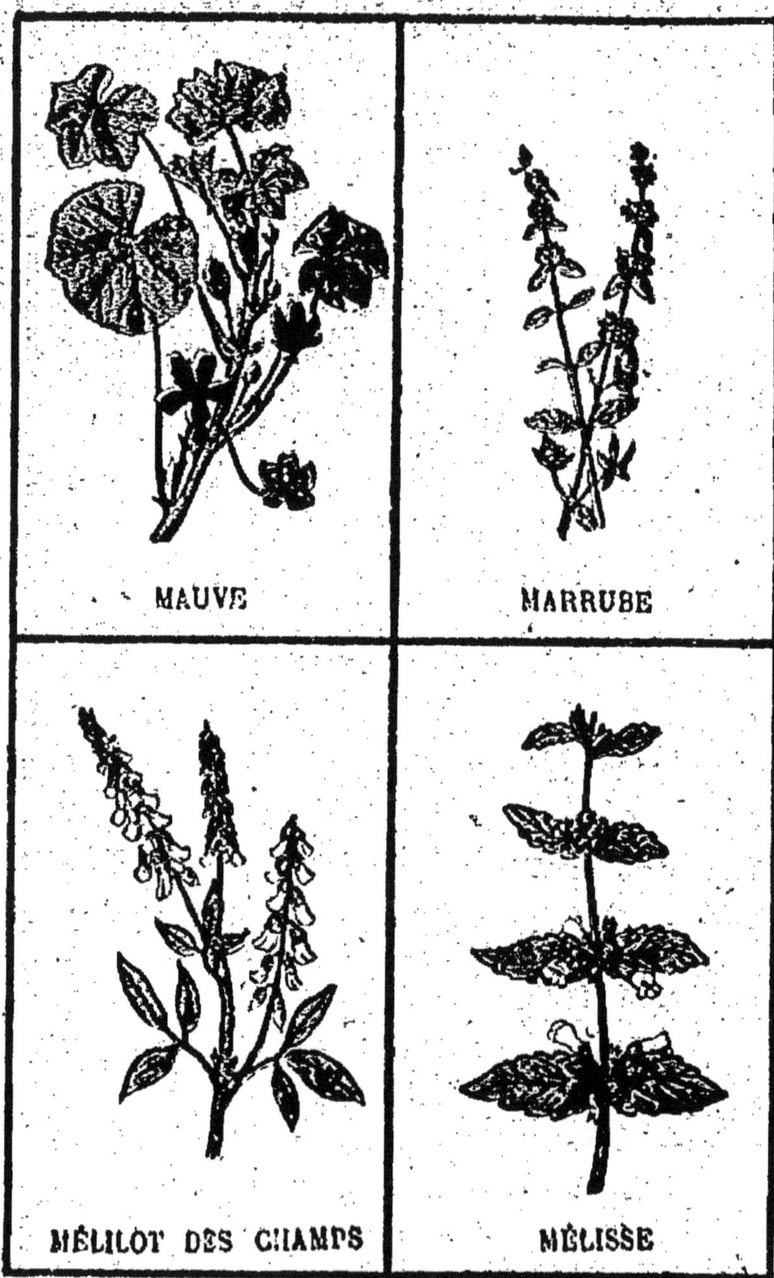

Ces gravures ont été déposées conformément à la Loi
et sont la propriété exclusive de leur Auteur : Professeur L. PEYRONNET
34, rue Crémieux, à PARIS. — Tous droits réservés.

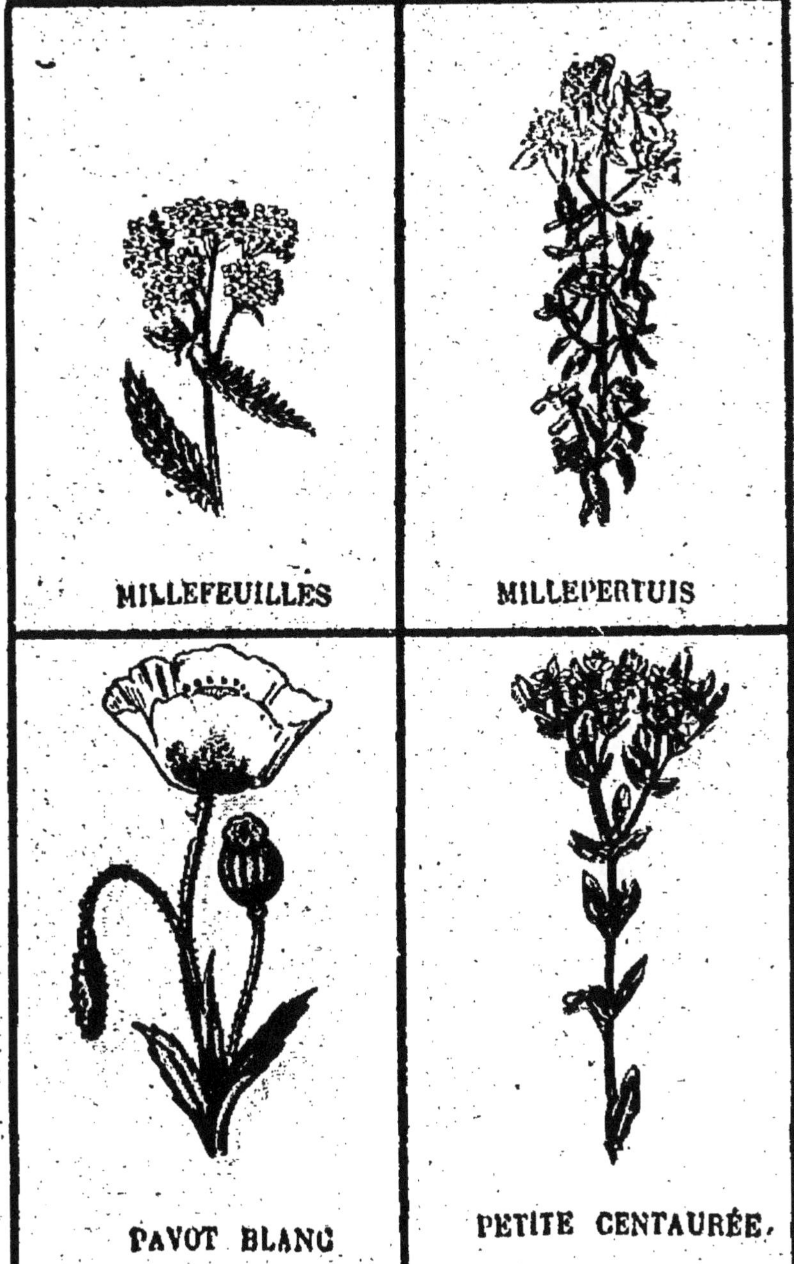

Ces gravures ont été déposées conformément à la Loi
et sont la propriété exclusive de leur Auteur : Professeur L. PEYRONNET
82, rue Crémieux, à PARIS. — Tous droits réservés.

VOULEZ-VOUS

Ne plus souffrir des Dents

en empêcher la Carie et les conserver blanches et saines

N'employez que la DENTILINE

Parfum exquis sans rival, extrait des plantes par le professeur

L. PEYRONNET

MODE D'EMPLOI :

Journalier préventif — Versez quelques gouttes d'Elixir dans un quart de verre d'eau (l'eau tiède est préférable). Imbiber la brosse et nettoyer les dents en les frottant en tous sens. Se rincer la bouche avec l'eau ainsi aromatisée, l'action tonique et bienfaisante de l'Elixir se fera sentir immédiatement.

L'Elixir ainsi employé neutralise d'une façon absolue toutes les causes d'altération que peuvent subir les dents et en assure la conservation parfaite jusqu'à l'âge le plus avancé.

Curatif. — Quand les gencives sont molles et que tout l'appareil dentaire est sensible, conserver quelques minutes dans la bouche une cuillerée à café de l'Elixir pur ou mitigé d'un tiers ou d'une moitié d'eau. La souffrance se dissipe instantanément.

Quand, en particulier, une dent est malade, on arrête à la minute la douleur la plus intense en introduisant une boule de coton imbibée d'Elixir dans la partie cariée.

On doit l'employer en frictions pour faire disparaître les névralgies dentaires, même les plus rebelles.

Prix du flacon 1 fr., franco par la poste: 1 fr. 25

en mandats ou timbres à

L. PEYRONNET, 32, rue Crémieux, à Paris

AVIS TRÈS IMPORTANT

Tous nos produits étant d'une efficacité absolument certaine, de nombreuses imitations et contrefaçons existent déjà. Nous prions donc les personnes soucieuses de leur santé de bien vérifier notre marque avant d'acheter, car les produits de nos imitateurs et contrefacteurs sont toujours nuls comme efficacité et même souvent dangereux!

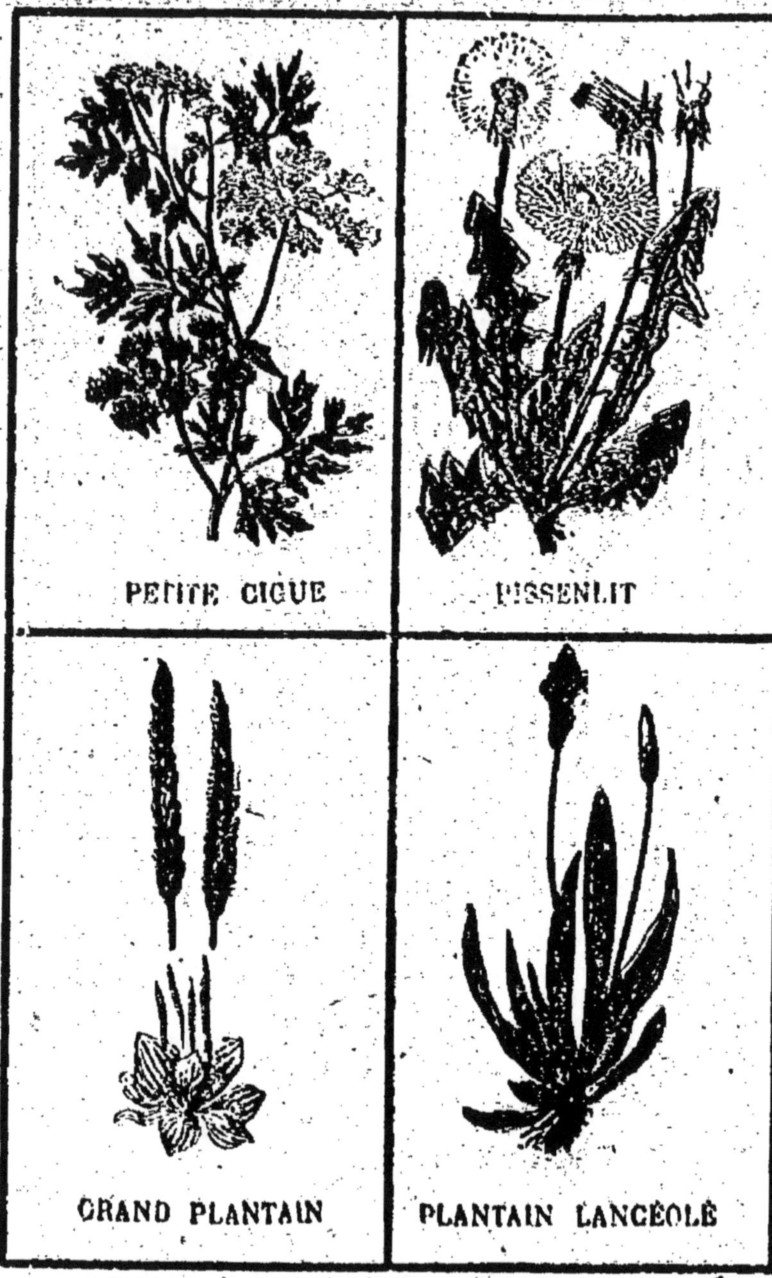

PETITE CIGUE
PISSENLIT
GRAND PLANTAIN
PLANTAIN LANCÉOLÉ

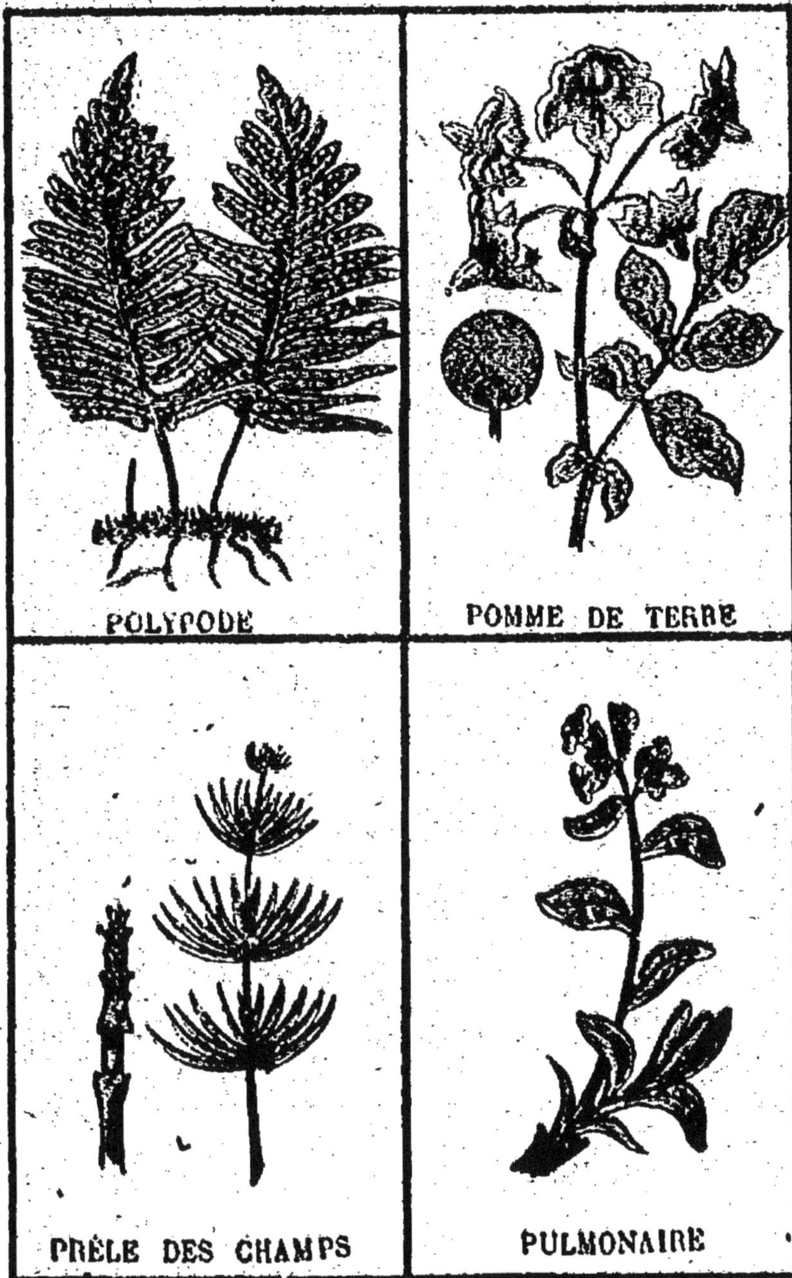

Ces gravures ont été déposées conformément à la Loi
et sont la propriété exclusive de leur Auteur : Professeur L. PEYRONNET
32, rue Crimieux, à PARIS. — Tous droits réservés.

HERNIES

Cet accident terrible, et dont les conséquences sont si funestes, a enfin son secret dévoilé.

Comme la préparation en est difficile et compliquée, nous n'avons pas cru devoir livrer ce secret à la publicité, de peur que quelqu'un de nos lecteurs, peu habitué à la connaissance des plantes, ne vienne à commettre une erreur quelconque, ce qui enlèverait toute la valeur de la préparation.

Moyennant 5 francs en mandat-poste, joint à la lettre de demande, nous adressons franco par la poste un pot de *Pommade herniaire* avec des instructions très détaillées.

Ce traitement est très facile, n'oblige pas à changer son genre de vie, ni à cesser son travail.

En peu de jours, il donne des résultats merveilleux, et la guérison complète en peu de temps.

Son usage est absolument externe.

La première application de cette pommade végétale produit un soulagement immédiat dans les cas même les plus rebelles. Des milliers de personnes lui doivent déjà leur guérison radicale, qu'elles croyaient impossible, après avoir essayé des centaines de remèdes sans aucun résultat.

Prix du pot : 8 fr. dans nos bureaux
franco par la poste : 8 fr. 25.

Adresser Lettres et Mandat à

L. PEYRONNET

32, Rue Crémieux PARIS, (téléphone 928, 49)

NOTA. — Pour que la guérison soit rapide et absolument certaine, il faut prendre en même temps que la *Pommade Herniaire*, une boîte de *Graines de Longue-Vie*.

Prix dans nos bureaux 2.50 ; franco par la poste 2.75

THÉ PEYRONNET

Voulez vous prendre après vos repas une boisson délicieuse ?

PRENEZ DU THÉ PEYRONNET

Il facilite la digestion, fait disparaître les biles, les aigreurs, les renvois.

Pas de drogues qui détériorent l'estomac, rien que des plantes qui fortifient et vous rendent votre vigueur de vingt ans.

Des milliers de familles préférent notre thé à toutes les boissons digestives connues jusqu'à ce jour.

Ce n'est pas une merveille, mais bien une simple composition de plantes qui font que la nourriture que vous prenez vous profite, se transforme en sang pur, en vigueur, etc.

Pour vous en rendre compte, essayez-en une boîte et vous serez émerveillé.

C'est le secret de la longévité !

PRIX, 2 fr. 50 dans nos bureaux.
Franco par la poste, 2 fr. 75.

L. PEYRONNET

32, rue Crémieux, 32

PARIS

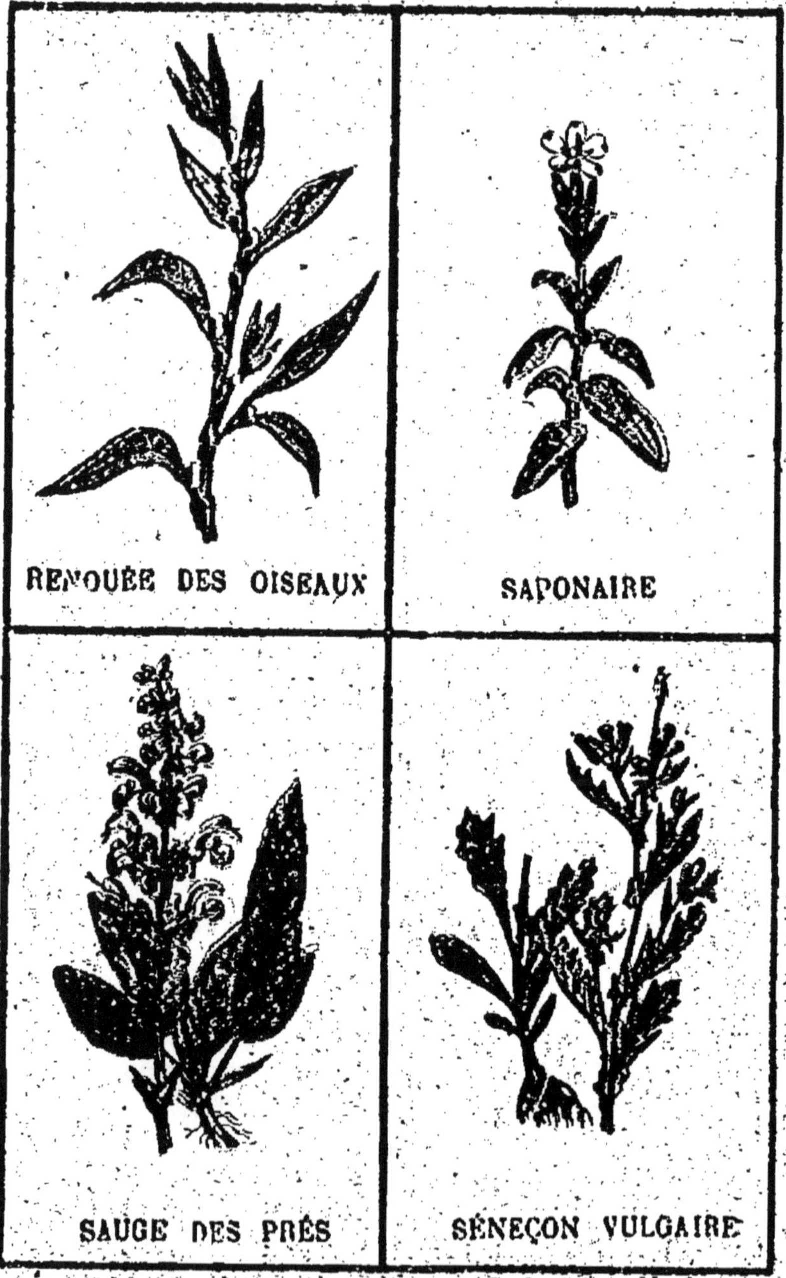
RENOUÉE DES OISEAUX
SAPONAIRE
SAUGE DES PRÉS
SÉNEÇON VULGAIRE

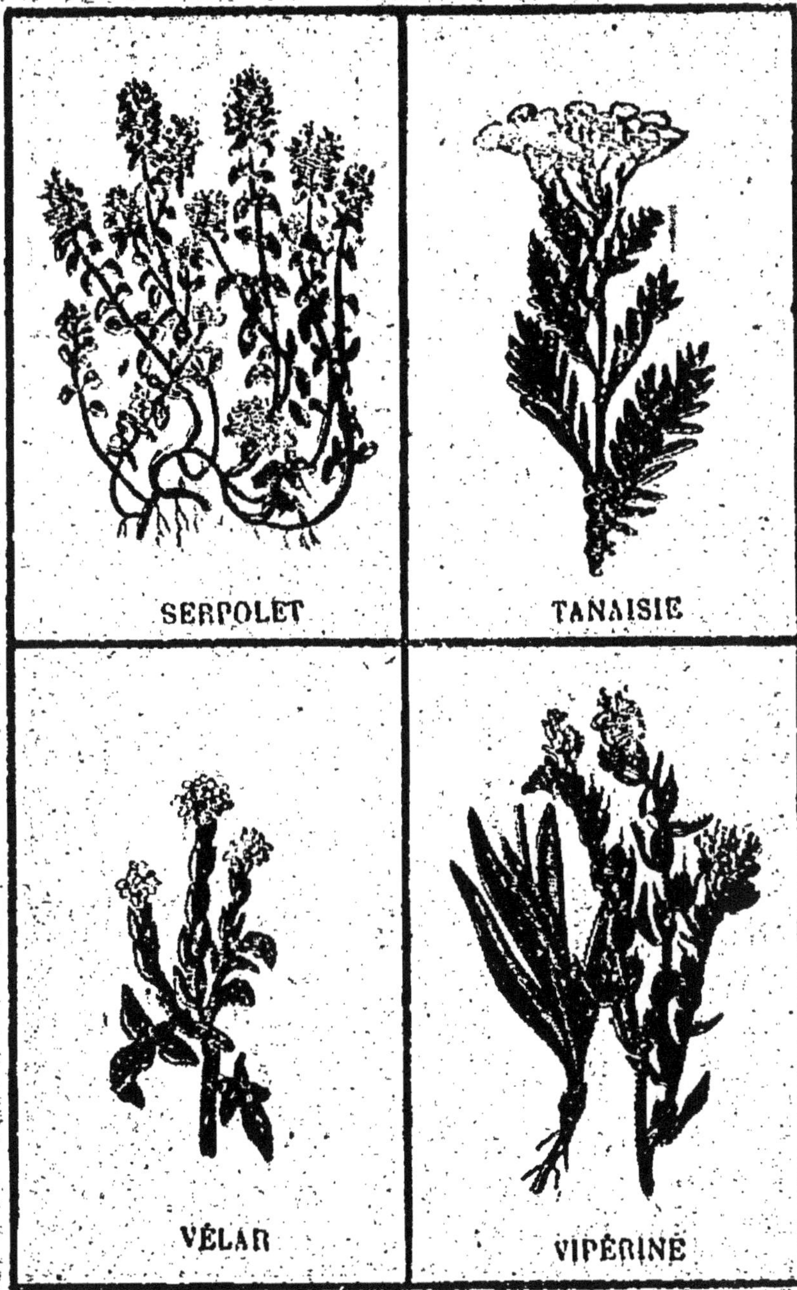
SERPOLET
TANAISIE
VÉLAR
VIPÉRINE

Pour être Robuste et Fort

Jouir jusqu'à cent ans d'une parfaite santé, il faut faire usage de la "Farine PEYRONNET".

Cet aliment délicieux se recommande aux enfants élevés au biberon ou faibles, aux malades atteints de la poitrine ou qui digèrent mal.

Il est précieux pour les jeunes filles, les convalescents, les valétudinaires et les vieillards.

Il est indispensable à tous les malades ayant besoin d'un reconstituant énergique et non irritant.

La " Farine PEYRONNET " est la plus complète, la plus nourrissante, la plus digestive, la plus savoureuse de toutes les substances alimentaires

En la faisant bouillir avec des quantités de lait plus ou moins grandes, on obtient une bouillie délicieuse dont on peut faire varier à volonté la densité.

Très claire et très légère pour les nourrissons ou pour le premier réveil des convalescentes, on la rend plus consistante après le sevrage et, en la modifiant ainsi suivant les besoins, on l'adapte à toutes les circonstances.

L'adjonction d'un jaune d'œuf en accroît encore la puissance nutritive et la saveur.

MODE D'EMPLOI

Pour les enfants de 1 à 5 ans, délayer et faire bouillir deux cuillerées à café de notre "Farine", dans un verre de lait.

Pour les adultes, 2 cuillerées à soupe dans un bol de lait.

PRIX de la boîte de la "Farine PEYRONNET":
3 francs
Franco 3 fr. 75 en gare

CHAMPIGNONS COMESTIBLES

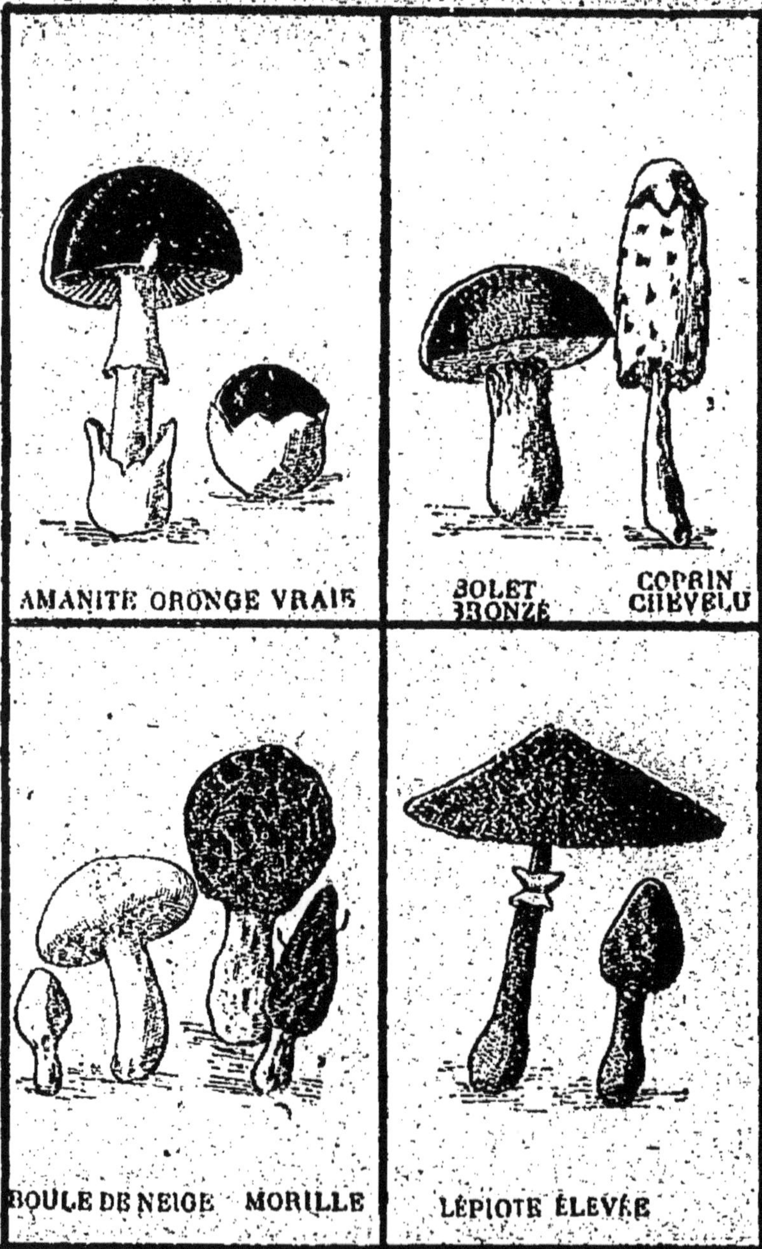

Ces gravures ont été déposées conformément à la Loi
et sont la propriété exclusive de leur Auteur : Professeur L. PEYRONNET
32, rue Crémieux, à PARIS. — Tous droits réservés.

CHAMPIGNONS VÉNÉNEUX

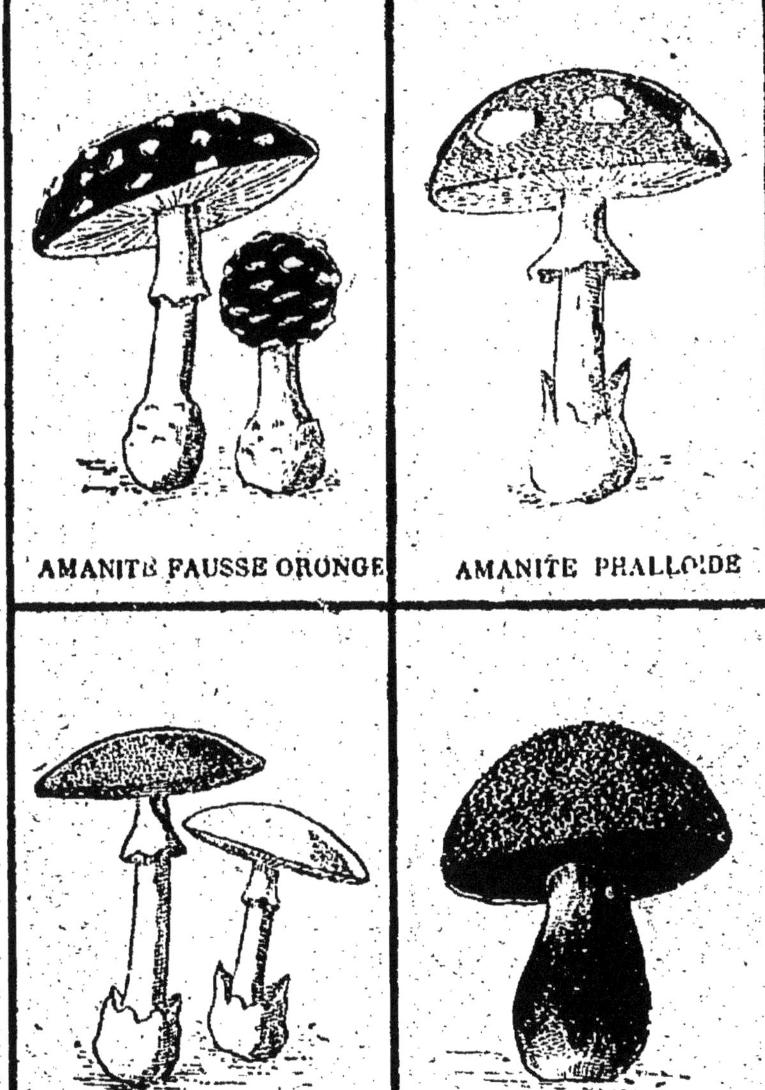

Ces gravures ont été déposées conformément à la Loi
et sont la propriété exclusive de leur Auteur : Professeur L. PEYRONNET
31, rue Crimieux, à PARIS. — Tous droits réservés.

L'ANÉMIE

L'anémie, la Chlorose, les Pâles couleurs, la Jaunisse et toutes les maladies que peut engendrer la pauvreté du sang, sont faciles à guérir si les personnes qui en sont atteintes veulent bien s'en donner la peine.

Dans le cas contraire, et sans vouloir les effrayer, on peut leur dire avec le plus grand savant de notre siècle: **Vous êtes en voie de mourir.** Oui, le glaive de la Mort est suspendu sur votre tête et il ne tardera pas de vous frapper si vous ne prenez pas de suite, les précautions nécessaires pour l'éloigner.

J'ai cru faire œuvre vraiment humanitaire en sacrifiant plusieurs années à l'étude de ce mal terrible que l'on appelle à juste titre, la **Maladie du nouveau siècle**, (La statistique prouve que plus de la moitié des personnes en sont atteintes)

Les résultats obtenus, depuis quinze ans, ont dépassé mes espérances, puisque toutes les personnes qui ont bien voulu suivre mes conseils ont vu revenir leur santé comme par enchantement et ont retrouvé en peu de temps la force et la vigueur de la plus brillante jeunesse.

Ce que nous leur avons conseillé n'est pas un remède secret, mais une simple tisane de plantes spéciales que nous réduisons en un vin délicieux pour que les personnes, même les plus délicates, le prennent avec plaisir.

A la sollicitation de nos amis et de nombreux malades guéris nous lui avons donné le nom de

VIN PEYRONNET.

Pour éviter les contrefaçons d'un produit aussi précieux, nous n'avons pas et n'aurons jamais de dépôt.

Sur cent malades atteints d'Anémie, en moyenne, trente se guérissent avec une seule bouteille; soixante avec deux bouteilles et les autres avec trois seulement.

MODE D'EMPLOI

Le matin, au saut du lit, dans un verre d'eau fraîche, un verre à Bordeaux de Vin Peyronnet.

Avant chaque repas, en guise d'apéritif, un verre à Bordeaux dans un verre d'eau fraîche.

On peut aussi, après le repas, en boire un petit verre pur afin d'aider la digestion.

PRIX:

La Bouteille : 4 francs dans nos bureaux.
Par colis postal: 4 fr. 75, franco en gare.

LETTRE DU PRÉSIDENT KRUGER
AU DIRECTEUR DE L'ŒUVRE HUMANITAIRE

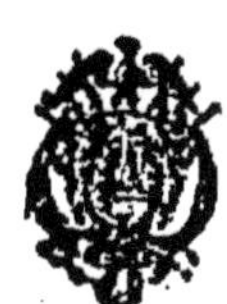

Paris, le 1ᵉʳ Décembre 1900

M. L. Peyronnet, Directeur de l'Œuvre
Humanitaire à Paris

Je vous remercie du témoignage de sympathie cordiale que
vous m'avez donné. Ces marques chaleureuses d'intérêt me sont
particulièrement précieuses. Elles me réconfortent ainsi que
mon peuple dans la lutte âpre que nous soutenons au nom du
droit et de l'humanité.

Veuillez agréer, Monsieur, avec l'expression de ma
gratitude, l'assurance de mes sentiments distingués.

Le Président
de la République Sud-Africaine.

S. J. P. Kruger

Monsieur L. Peyronnet
32, 33 & 24, rue Crémieux
(En face de la Gare de Lyon)

www.ingramcontent.com/pod-product-compliance
Ingram Content Group UK Ltd.
Pitfield, Milton Keynes, MK11 3LW, UK
UKHW021022120726
13693UKWH00005B/2135